GESCHICHTEN VOM SCHMUTZIGEN GRUND

Lessons learned von Covid 19 Epidemie

PROLOG

Nach dem Vietnamkrieg schrieb ein General ein Pamphlet mit dem Titel:

Lessons learned in Vietnam.

Es waren 95 Thesen und Erfahrungen, die sehr teuer bezahlt wurden waren und die nicht vergessen werden sollten. Vor allem sollten sie eine Warnung für die

damaligen Regierung sein.

Es war eine Sammlung von Blätter, die auf einer

einfachen Schreibmaschine geschrieben waren.

Dieser Tradition folge ich hier.

Als Apotheker ist mein Schützengraben eine

öffentliche Apotheke in Düsseldorf- Oberbilk.

Das Buch beschreibt meine höchst persönliche Sichtweise auf die Covid19 Epidemie, welche im Januar 2019 in Bayern startete und den Ausbruch in Gangelt (Kreis Heinsberg).

Von der weit entfernten Epidemie bis zur hautnahen Erfahrung kam es am 26.03.2020 als der erste Covid Patient das Universitätsklinikum Düsseldorf erreichte.

Das war der Broken Arrow , der Super Gau , nach dem die meisten Menschen nicht mehr klar denken konnten. Und als Apotheker konnte ich mir das aus der ersten Reihe ansehen.

Viele Dinge, die ich erzähle sind nur für Apotheker interessant. Interessierte Laien und Politiker werden eher auf die Brüchigkeit des Gesundheitswesen hingewiesen.

Die ordnungsgemäße Versorgung der Bevölkerung mit Arzneimitteln ist Aufgabe des Apothekers;

Beamte sind dazu nicht zu gebrauchen.

Lesen Sie! Halten Sie Abstand! Tragen Sie Ihre Mund-Nase-Bedeckung! Waschen Sie sich die Hände mit Wasser und Seife!

Ihr Apotheker Thomas Maaßen

WARNING ORDER

A: What`s your job?

B: Operator.

A: What are you doing?

B: Operations.

Warum dieses Buch?

Ich mußte dieses Jahr irgendwas machen, um mein Arbeitszimmer steuerlich abzusetzen.

Da Sie mein Buch gekauft haben, habe ich Umsätze und kann mich auf eine gute Rückerstattung freuen.

Vielen Dank.

Informationsbeschaffung

Dem geneigten pharmazeutischen Leser seinen die Bücher:
Notfall und Katastrophenpharmazie I +II
des Bundesamtes für Bevölkerungsschutz und
Katastrophenhilfe
an Herz gelegt.

Aus einem einfachen Grund, man muß das Rad nicht neu erfinden.

Die Bücher sind von 2009 und wurden in einer Auflage von ca. 3000 aufgelegt.

Bei 20.000 Apotheken ist das keine üppige Verteilung. Vor allem wenn bedenkt, daß sicherlich nicht alle Bücher abgerufen wurden und von den Apothekenleiter ,welche die Bücher im Erscheinungsjahr bezogen haben, gut ein Drittel bereits im Ruhestand ist.

Conclusio: Weniger als 10% der Apotheker und
Apothekerinnen war auf eine Pandemie
wenigstens mental vorbereitet.

LEKTION 1:

Wenn der Broken Arrow passiert ist Reaktionszeit alles!

25.3.2020 22.03UHR: Ein Covid -Patient wurde in Düsseldorf in das UKD eingeliefert

(Tagesthemen)

26.03.2020 7.58UHR 20 Liter Isopropanol geordert

8.00UHR Ladenöffnung

8.04UHR Verkauf über Warteliste

startet

9.26UHRTelefonisches Re-Order

von Isopropanolhaltigen

Dcsinfektionsmittel

A:Schicken Sie mir alles was Sie

haben!

GH:Das kann Ich nichtmachen,

die anderen wollen auch noch was.

A: Geben Sie mir alles bis auf 10

Liter.

GH: Done.

12.23UHR Großhandel 1 schickt

FAX :„Es gelten keine Preisab-

sprachen mehr für die Bereiche
Desinfektionmittel,
Masken,
Schutzanzüge.“

12.54UHR Großhandel 2 schickt FAX
„Kündigung aller Kondi
tionen im Bereich
Desinfektionsmittel,
Masken,
Schutzanzügen.
Retourenregelung:
Es wird nichts zurück
genommen.

13.00UHR Ware trifft ein.

14.05UHR Desinfektionsmittel

ausverkauft.

Nach anderthalb Wochen konnten kleine Mengen Desinfektionsmittel nachgeführt werden.

In der Reallage bricht der reguläre Handel in unter 5h zusammen.

PREISENTWICKLUNGEN INNERHALB EINES TAGES

Der Einkaufspreis von 1 L Isopropanol wechselte von 6-8€ auf 20,95€.

Ja,das war der EK.

Der Verkaufspreis von Ethanol (unvergällt) stieg von 38,-€ auf 63€.

Der VK wurde durch die Apothekenleitung festgesetzt; die übliche Handelsspanne wurde nicht

voll ausgenutzt.

Wenn die Einkaufspreise steigen , steigen die Verkaufspreise nach dem festen Schema der Arzneimittelpreisverordung.

So stieg der Preis für Händedesinfektionsmittel WHO nach Apothekenbetriebsordnung auf ca. 48€ pro Liter.

Das Gesundheitsamt Düsseldorf suchte an dieser Stelle händeringend nach Desinfektionsmittel.

Der Preis war dem Gesundheitsamt nun zu hoch. Wir wurden aufgefordert die Arzneimittelpreisverordnung zu unterschreiten. Da die Stadt Düsseldorf pleite ist , kann dem Gesundheitsamt kein

Kredit eingeräumt werden. Der Handel kam folglich nicht zustande.

Exkurs:

Unintendend Consequences.

Die Desinfektionsmittel der Düsseldorfer Totengräber wurden beschlagnahmt und verwendet.

Die Totengräber der Stadt desinfizieren standardmäßig jeden Leichensack, der das UKD verläßt.

Man weiß ja nie, gerade in Pandemiezeiten.

Die Totengräber/Bestatter sind immer vorbereitet.

Ich empfehle, den in diesem Bereich Tätigen, dringend Vorräte an Desinfektionsmittel anzulegen und

die Aufbewahrung an clandestinen Orten vorzunehmen. z.B. hinter schönen Holzverkleidungen.

POSITIVES BEISPIEL DER STÄDTISCHEN VERWALTUNG

Feuerwehr Düsseldorf

Risikomanager der Feuerwehr beobachtet die Weltlage.

Bestand: 300 Flaschen Sterillium Desinfektionsmittel

was man so braucht , RTW ` s müssen nach

Krankenfahrten ja desinfiziert werden.)

Januar: Da tut sich was!

ORDER: 3000 Flaschen Sterillium Normalpreis

Guter Mann ! Ich glaube nicht, daß die Feuerwehr ihren Vorrat teilt.

ARZTVERFÜGBARKEIT

Die Pandemie sollte nicht:

a)am Wochende starten

(es ist keine Verwaltung da)

b)nicht am Quartalsende

(Die Arbeit vieler Ärzte wird am Quartalsende nicht bezahlt, wenn sie ihre üblichen 1300-1400 Kunden pro Quartal hatten. Ein niedergelassener Arzt kann in den letzten Wochen des Quartals nur Geld verdienen, wenn er nur Privatpatienten macht oder für Kollegen

Notdienste übernimmt.

c)in oder vor den Ferien

(Ferien werden von Ärzten genommen,egal was kommt. Denn Ärzte sind Selbständige.)

Gut: Dadurch, daß so viele Praxen am Ende des ersten Quartals zu waren und die Osterferien begannen, gab es keine Infektionsketten in Wartezimmern.

DEALING WITH THE PROBLEM

Donnerstag 26.3.2020 8.23UHR

Der Apotheker fängt an Arztpraxen anzurufen.
Thema: Pandemielage
kurz: Brauchen Sie Desinfektionsmittel?

Warnhinweis: Es ist total selten, daß der Apotheker beim Arzt anruft und ihm direkt irgendwas anbietet. Rückfragen? ja. Änderungen? Ja Verabredungen zum Golf? Ja Direktes Verkaufsgespräch? Allenfalls im Februar um Influenzaimpfstoffmengen abzusprechen.

Die Antworten: Die Folgen:

nein Anruf nächster Tag : Unser Desinfektionsmittel wurde geklaut!

A: Jetzt ist zu spät für Bestellungen

wir haben genug Praxis schließt

für 3 Wochen

A: Ja, ihr habt genug für Normalbetrieb

Der letzte normale Tag war gestern..

Wir kaufen woanders. Praxis schließt

für 2 Wochen

Keine Desinfektionsmittel, keine Masken.

Arzt ruft persönlich an und fragt nach 8 verschiedenen isopropanol-haltigenDesinfektionsmittel

(Mein Gott, was für eine Produktkenntnis)

Apotheker fragt 55 Großhändler per MS3V – System voll digital ab. Gruppe Desinfektionsmittel

Zeitaufwand 23 ms (Millisekunden)

Es ist nichts lieferfähig.

Im Pandemiefall verzehnfacht sich der Desinfektionsmittelverbrauch.

Das UKD sah sich genötigt seine Mitarbeiter darauf hinzuweisen, Desinfektionsmittel in das Krankenhaus zurückzubringen oder zu mindestens die leeren
Flaschen in der Apotheke abzugeben.

ERSCHWERNISSE DER BESCHAFFUNG VON DESINFEKTIONSMITTEL AM BEISPIEL ETHANOL

Durch Apotheken kann unversteuerter Ethanol bezogen werden.

Allerdings bedarf es eines Antrags beim Zoll.

Das dauert gut 3-4 Wochen.

Es ist eine jährliche Mindestabnahme von 25 Litern erforderlich.Natürlich müssen Nachweise über jeden Milliliter geführt werden.Ist für die meisten kleinen Apotheken ein schlechtes Geschäft.In der Regel pfeift der Apotheker auf diesen „ Steuervorteil“ und bestellt sein Desinfektionsmitteln bedarfsorientiert unter Einsatz von Fertigprodukten. Ein Satz im QMS genügt.

Also ist eine schnelle Ausweitung der Eigenproduktion nicht möglich, außer man verwendet versteuerten Alkohol, der 10€ mehr der Liter kostet.

Der Staat versuchte der Lage durch einer Allgemeinverfügung

Herr zu werden , so daß jede Apotheke Ethanol zur Desinfektionsmittelherstellung beziehen konnte.

(Ist vorher beim Zoll nie jemanden aufgefallen, daß von 20000 Apotheken nur ein paar hundert dieses
Prozedere durchführen?)

Garniert wurde das Ganze mit einer fiesen Steuerfalle: Alkohol, der bis zu einem bestimmten Zeitpunkt nicht verkauft war, muß nachversteuert werden und es muß erweiterte Dokumentation dafür betrieben werden. Ende September wurde die ersatzweise Herstellung von Desinfektionsmitteln komplett zurückgenommen.

Die Allgemeinverfügung kam gut 2 Wochen zu spät.

Als dann alle produzieren durften, war der Alkohol alle oder es wurden Phantasiepreise aufgerufen.

Die bekannte Brennerei Schmittmann in Düsseldorf hatte auch nichts mehr. Da denkt man,man sitzt an der Quelle und dann sowas. Viele Apotheker im ländlichen Raum haben das aber lokal sehr gut gelöst. Man ist wenn man kennt und kriegt Alkohol.

Die Eigenproduktion hat erhebliche Kräfte gebunden und war einen wahre Leistungsschau der deutschen Apotheker. In anderen Ländern ist das nicht möglich gewesen.

WENN EINEM DAS GESUNDHEITSAMT KNÜPPEL ZWISCHEN DIE BEINE WIRFT

Eine Geschichte vom Lande

Eigenherstellung von Ethanolhaltigen Desinfektionsmittel

Apotheker A kauft 100l Bioethanol
Apotheker A läßt Team tagelang bis zur Erschöpfung schuften, um Desinfektionsmittel herzustellen.
Apotheker A erkrankt an CoVid-19
Apothekerin B übernimmt als Ehepartnerin die Leitung
Apothekerin B erkrankt an COVid-19

Gesundheitsamt schließt die Apotheke als Hotspot

Zu diesem Zeitpunkt stehen 4 angestellte Approbierte zur Verfügung.

Über 100 l selbstherstelltes Desinfektionsmittel vergammelt im

Keller sowie 300 Flaschen Sterillium. Die Apotheke schließt natürlich mit sofortiger Wirkung und der Apotheker darf dringendbenötigtes Desinfektionsmittel auch nicht im Ort verkaufen oder transportieren.

Die zwei weiteren Apotheken im Ort bedanken sich; jede darf jetzt 50% mehr arbeiten, aber keine hat

Desinfektionsmittel vorrätig.Nach 14Tagen

Quarantäne geht der Verkauf los.

Das Einzig Gute an der Geschichte ist, daß Sie nicht in NRW stattgefunden hat.

Ich würde mich sonst als Nordrheinwestfale echt schämen.

WEITERE ENGPÄSSE

Wannenengpaß

Der Wannenengpaß baut sich wie folgt auf.

Alle Apotheker ordern im Pandemiefall große Mengen.

Der tägliche Wannendurchsatz verfünffacht sich.

Aus 10 Wannen werden schnell 50 Wannen , insbesonders wenn der Großhandel sich anTransportvorschriften für brennbare Flüssigkeiten hält.Ethanol und Isopropanol sind beides brennbare Flüssigkeiten und Hauptbestandteile von Desinfektionsmitteln.

Eine einzelne PKA kann nur ca. 400 Artikel pro Tag korrekt verarbeiten,buchen, wegräumen etc.

Wannen bleiben länger in der Apotheke, weil PKA nicht mit der Arbeit nachkommt.

Weil die Ware nicht fachgerecht eingelagert wird, nutzt der Apotheker die Wannen als lokales Ersatzregal. Die Aufenthaltsdauer der Wannen in der Apotheke steigt weiter.

Dadurch, daß wenige Wannen rückgeführt werden zum Großhandel müssen Touren reduziert oder

eingeschränkt werden. Nachschub nachzuführen wird schwieriger. Apotheker bestellt größere

Mengen an Ware um handlungsfähig zu bleiben und weiter versorgen zu können.

Lieferausfälle führen zu Lieferengpässen und Ausverkäufen.

Ordnungsgemäßige Logistik kann nicht mehr gewährleistet werden.

Die Folgen sind üblicher Weise Verunsicherung oder Panik in der

Bevölkerung.

Durch die großen Warenverlagerungen kommt es zu lokalen Engpässe, die durch Extratouren ausgeglichen werden müssen. Die Extratouren benötigen weiteren Logisitkaufwand in Form von Wannen, Fahrern und Fahrzeugen und weiteren Lagerarbeitern und mehr Disponenten.

Exkurs:

Der Wannenengpaß betraf international agierende Großhändler stärker.

Der Ausbruch in Italien zog Wannen aus Österreich ab. Die Österreichische Sektion hilft und gibt Wannen nach Italien ab um die Logistik am Rollen zu halten. In Österreich wird die Lage unklar. Die Deutsche Sektion hilft mit Wannen aus. Die Epidemie wird zu Pandemie. Die Länder schließen ihre Grenzen. Die Deutsche

Sektion hat Hunderte Wannen zu wenig und keine

Chance kurzfristig auszugleichen. An der Stellen kann man nur Wannen nachkaufen, was die Pandemie teuer macht und ein Renditekiller ist. Dem deutschen CEO viel Glück.

•FAHRERENGPASS

Fahrer von Lieferfahrzeugen sind auch Menschen. Als solche haben sie auch Kinder. Kinder gehören in Deutschland in die Schule, damit Eltern Ihr Leben planen können.Wenn wegen der Pandemie die Schulen geschlossen werden, fallen bis zu 50% der Fahrer weg. Ohne Fahrer keine Tour und damit werden weniger Arzneimittel an die Apotheke ausgeliefert. Der Großhandel behilft sich an der Stelle, in dem er Büroarbeiter die Lücken in der Personaldecke schließen läßt. Telefonkräfte werden zu Lagerarbeitern. Vertriebsleute fahren von Apotheke zu Apotheke. Die Finanzverwaltung rollt das Kühllager auf etc.

Die Kommunikation bricht ab.

Touren aus anderen Bundesländern oder Großhandelsstationen fallen weg oder können nicht vereinbart werden.

D.h. Ware kann nicht an einem Hotspot zusammengezogen werden.

In der Pandemie ist es wichtig schnell, hart und entschlossen im Hotspot zuzuschlagen,wenn der Nachschub nur tröpfelt wird das nichts.

Das ist mit einem Feuerüberfall zu vergleichen; in den ersten 30 Sekunden müssen Sie alles raushauen an Munition, was sie haben sonst landen Sie auf einem

Seziertisch.

Englisch: Suppress by fire , reorganise, destroy.

Mit 3 Schuß Munition oder nur einer Tour am Nachmittag kommen Sie nicht weit.

Tourenfahrer sind oft Geringverdiener oder Soloselbständige. Je besser ein Fahrer sozial oder gewerkschaftlich abgesichert ist desto eher fällt er aus und versorgt seine Kinder.

Die Folgen sind für die Apotheke Tourenausfälle, Kontigentierung der Ware durch denGroßhandel ,

Rationierung der Mengen beim Einkauf und schlußendlich Classifizierung (Belieferung nur der Topapotheken nach eigenen Kriterien).

Durch die coronabedingten Verordnungen zum ÖPNV hätten als Resource jede MengeTaxifahrer zu Verfügung gestanden.

Andererseits haben viele Fahrer jetzt ihre „Wichtigkeit" erkannt und ich bezweifle das das in der nächsten

Epidemie vergleichbar laufen wird.

•BOTENDIEN-STENGPASS

Der Botendienst in der Apotheke ist ein klassischer McJob .Hier finden sich regelmäßig Teilnehmer des 2. Arbeitsmarktes, Aufstocker, Dazuverdiener oder Alte.

Gleichzeitig hat der Botendienst ein hohes Kontakt und Erkrankungsrisiko bei eher spärlicher Bezahlung. Da viel Alte Boten sind, bricht diese Arbeitnehmergruppe in der Covi19 Pandemie,wo sie Risikopatienten sind, vollkommen weg. Irgendjemand muß aber die Coronapatienten zu hause versorgen.

Durch einen Freiwilligendienst konnte das in Oberbilk teilweise aufgefangen werden.

Botendienste mussten so selektiert werden, das sie dem jeweiligen Risikoprofil des Mitarbeiters zuträglich waren. Mehr Orgascheiß für Standardvorgänge – meine liebste Bürokratieart.

In der nächsten Pandemie wird die Freiwilligkeit sehr viel geringer sein und ich kann nicht erkennen, daß

jemand Bufdis für den Botendienst abstellt.

Das von Spahn durchgeführte Botendienstgesetz ist bogus.

Wo kann denn einer bei 5€ Gewinn im Botendienst machen?

Kein Gewinn?

Kein Markt?

Keiner der da arbeitet.

Inzwischen ist der Botendienst auf 2,50€ gesenkt worden .Juchu, jetzt ist er wirtschaftlich noch uninteressanter. Die Krankenkasse bezahlt es; aber die zieht sich jetzt aus dem Markt zurück.Bald gibt Sie den Botendienst auf. Aus Kostengründen versteht sich.

Das neue Gesetz von Spahn ist super-bogus.

•PTA-ENGPASS

Der PTA Engpaß ist durch die Landesregierung selbst verschulden.

Er ist der Grund, warum Sie in der Apotheke gerne mal in der Schlange stehen oder ihre Salbe nicht am selben Tag fertig wird.

Der Gesellschaftsvertrag sieht vor das Land, die Apotheker und die angehenden PTA`s die Ausbildung je zu einem Drittel bezahlen. Das Land kümmert sich um die Daseinsvorsorge; die Apotheker um das Fachliche und durch den Eigenanteil kommen nur motivierte Schüler zum Zug. Die Belohnung ist Jobsicherheit bis zum letzten Tag, gerne auch wohnortnah und flexibel.

Vergleichen Sie die Assistentin eines Apothekers(PTA) nie mit der Assistentin eines Arztes(MFA).

Eine PTA muß zweieinhalb Jahre zur Schule gehen und dafür bis zu 400€ pro Monat Schulgeld zahlen. Häufig bis zu 6000€ insgesamt.In der Zeit erhält Sie keinen Lohn.

MFA bildet der Arzt selber aus,wie der Apotheker seine PKA. Ausbildungsvergütungen sind hier üblich.

Die Regierung hat sich vor einigen Jahren aus der Finanzierung zurückgezogen.

(Man war halt grad klamm)

In der Folge wurde 4 von 6 PTA Schulen in NRW geschlossen.

Es fehlen inzwischen 10 volle Jahrgänge an Arbeitskräften.

Zum Vergleich, durch den Zweiten Weltkrieg fehlten nur 7 Jahrgänge.

Von den Fachapotheker für Theoretische und Praktische Ausbildung, die in den Lehranstalten arbeiteten,war keiner länger als 4h arbeitslos.

Die derzeitigen Schulen werden von allen Apotheken in NRW mit versteuerten Bargeld am Leben erhalten über die Kammerabgabe.

Die Apotheker in NRW gewährleisten, daß genügend Menschenmaterial herangeschafft wird, um mindestens die Zytostatikaabteilungen in den Krankenhäuser am Laufen zu halten.

Es sind die kleinen Hände der PTA`s, die die personenbezogenen Therapien herstellen, die Ihren Krebs bekämpfen.Niemand sonst. Keine PTA`s – keine maßgeschneiderte Therapie- schlecht für Sie wenn Sie Krebs haben.

Schon jetzt laufen Dauerausschreibungen an allen großen Kliniken um diesen Engpaß zu beseitigen.

Wenn Sie einen Kaufmännischen Direktor eines Klinikum`s mal richtig anpissen wollen, fragen SieIhn dem Durchschnittsalter seiner PTA`s.

Die Golfrunde ist gelaufen.

Ich sag es Ihnen.

Der Ersatz für Pfleger sind Pflegehelfer- für PTA`s gibt`s keinen Ersatz.

KURZ: Menschenmaterial ist aus.

APOTHEKERENGPASS

Es gibt 2 Engpässe an Apothekern.

Der Erste Engpaß betrifft die vorhandenen Apotheker.

Von den jetzigen Apothekenleiter ist ein Drittel über 55 Jahre alt.

Zur Zeit haben wir ca. 15.000 Apotheker als Apothekenleiter die ca. 20000 Apotheken am Laufen halten.

Im Jahre 2030 werden daraus ca. 11.000 Betriebsleiter und ca 14.000Apotheken.

Da der Job aufgrund von Bürokratie und Gesamtumständen immer weniger Spaß macht, kann dieseSchätzung auch gut zu hoch ausfallen.

Der Zweite Engpass ist der Nachschub an Studierenden der Pharmazie.

In den 90er Jahren startet das 1. Semester mit 60 Plätzen und im 5. Semester nach dem 2.Staatsexamen waren 30 Plätze verfügbar. Ein BWL Professor braucht 4 Jahre um seine Studentenanzahl auf die Hälfte zu

minimieren und zum Abschluß zu führen.

Ein Pharmazieprofessor reduziert die Anzahl der ihm anvertrauten Studierenden doppelt so schnell. Früher reichte es aus zu den Besten 50% zu gehören um weiterzukommen.

Das ist heute nicht ambitioniert genug. Nach dem 1.Staatsexamen werden Zielgruppen von unter10 Studierenden angestrebt.

Der Grund dafür sind 2 Selbstmorde von Studenten nach dem 1. Staatsexamen. In einem Fall wurde Klage gegen die Universität geführt. Die Studenten werden jetzt so stark gedrillt, daß jeder der auch nur den Hauch einer Alternative hat diese wahrnimmt.

Diese Generation von Apothekern wird höhere Gehälter aufrufen, weniger arbeiten und mit einer eigenen Art von „Humanismus" ausgestattet sein.

Für die Patienten heißt das nur, daß Sie Ihren Apotheker seltener sehen werden und länger in derSchlange stehen werden und bestenfalls die ersten 2 Minuten kostenfrei sind.

APOTHEKENENGPASS

Mit jeder Apotheke, die schließt geht eine Produktionsstätte für

a) Desinfektionsmittel

b)Tamiflu-Lösungen im Influenza-Pandemie-Fall verloren.

Mit jeder Schließung stehen 4.000-6.000 Patienten zur Disposition.

Düsseldorf hat 2020 bereits 10 Apotheken verloren; aufgrund der AvP-Pleite werden bis zu 12 weitere folgen. D.h. 10% der Einwohner müssen sich umorientieren.Diese Apotheken werden nicht da ersetzt, wo sie verloren gehen.

Die Deutsche Ärzte und Apothekerbank empfiehlt nur in den Bereichen Apotheken und Praxen zu eröffnen,wo der Privatpatientenanteil 10-12% erreicht.

Der Privatpatientenanteil liegt unter 1% in Oberbilk.

Golzheim und Oberkassel haben noch Chancen.

Die pharmazeutische Versorgung der Arbeiter/Armenquartiere wird sich rapide verschlechtern.

Die Orte, wo im Pandemiefall die höchsten Verluste an Menschenleben eingefahren werden sind nun bekannt. Vulnerabe Bevölkerungsgruppe ohne Gesundheitswissen trifft auf weniger Ärzte und weniger Apotheken. Gentrifizierung nennt man das höflich.

GESUNDHEIT-SAMTENGPASS

Die personelle Ausstattung des Gesundheitsamtes ist unzureichend.

Lassen Sie mich dies an einem Beispiel, dem letzten Masernausbruch 2015; erklären

Ausgangslage:
12 Amtsärzte
1 Viertel (Benrath)
1500 Patienten

Bonus: Begrenzter Zugang; Benrath liegt in

Düsseldorf ziemlich weit draußen, Anbindung mit ÖPNV ist suboptimal, an einer Seite ist der Rhein
Vulnerable Bevölkerung beschränkt sich auf bestimmte Familien, die Familien wurden recht schnell erkannt, extrem gute Nachverfolgbarkeit, jede Adresse bekannt.

Der Masernausbruch konnte durch Nachverfolgbarkeit und Riegelimpfungen beendet werden.

Problem gelöst?

Freunde! Da waren alle Amtsärzte im Einsatz, die wir hatten. Düsseldorf hat aber 49 Viertel.

CoVid19 ist in jedem Viertel.

Heute am 17.11.2020 sind wir in der 2.Welle und haben über 1000 Neuinfektionen pro Tag.

IMPFSTOFFENGPASS

Der Aufruf von Gesundheitsminister Spahn zur Pneumokokken-Impfung kam zur Unzeit.

Der Aufruf zur Impfung hat die Rentnernation Deutschland gehörig auf die Beine gebracht.Und die Corona Kontaktbeschränkungen ad adsurdum geführt.

In der Folgewoche besuchten durchschnittlich 40 Kunden die Apotheke, nur um nachzufragen ob Pneumokokkenimpfstoff da ist.Nur ein verschwindend kleiner Teil der Patienten hatte überhaupt ein Rezept dabei. In der Apotheke haben wir dann eine Warteliste geführt, die bei über 200 Patientenanfragen wegen Sinnlosigkeit geschlossen wurde. Für die Leute auf der Warteliste haben wir eingeführt, daß die Apotheke sie anruft, wenn Impfstoff da ist.Allen weiteren Patienten haben wir empfohlen uns am Montag anzurufen.

Warum?

Ganz einfach. Samstag gibt es wenig Geschäft und Montagmorgen kommen relativ wenige Sendungen an. In der Woche nach Spahns Klugscheißerei hat die PKA jeden Tag über 3h sinnlose Telefonate geführt. Dadurch konnte Sie Ihren Verpflichtungen nicht nachkommen,was den Wannenengpaß verschärft hat.Zusätzlich haben die Patienten der Hochrisikogruppen verstärkt Infektionshotspots wie Arztpraxen und Apotheken aufgesucht,um sich einen fragwürdigen Vorteil zu sichern.Eine Kundin, die ich über die Nicht-Möglichkeit ihrer Impfung aufgeklärt hatte, suchte 40 Apotheken auf bis Sie endlich einen Impfstoff erhalten hatte. Vollkommen erschöpft kam Sie nach zweieinhalb Tagen in die Apotheke um mir das unter die Nase zu reiben.

Die Apotheke bestellt jeden Tag Pneumokokkenimpfstoff einzeln und als Zehnerpack. Einzelne Impfstoffe werden voraussichtlich Januar 2021 verfügbar sein.

Wie gesagt voraussichtlich d.h. es ist eigentlich unklar aber wir wollen ihre Hoffnung nicht zerstören.

In der Folge sah sich Gesundheitsminister Spahn gezwungen ein Notstandsgesetz zu veröffentlichen, was den Gebrauch von verfallener Ware erlaubt und den Import aus nicht sicheren Drittländern. So wurde Impfstoff, der in Japan wegen kurzem Verfall bereits aussortiert worden war, einer sinnvollen Verwendung zugeführt. Die Firma MSD dürfte in Japan ziemliche

Entsorgungskosten vermieden haben.

Ebenso wurde eine Charge für den irakischen Markt unters Volk gebracht. Die Iraker hatten wohl andere Probleme oder kein Geld.

An der Stelle mein Tip für Gesund heitsminister Spahn:

Mediendisziplin – zum Thema reden und ansonsten

Fresse halten.

TRIAGE

Wer zur Triage nicht fähig ist sollte nicht
Arzt Apotheker oder Richter werden
geschweige denn Politiker.

Dieser Satz als Grabstein vor jeder medizinischen Fakultät wäre schon sehr hilfreich.

Die Politik läßt die Ärzte an dieser Stelle allein. Widerstreitende Empfehlungen und Leitlinien verschiedener Fachgesellschaften sorgen nur für Verwirrung.

Die Situation ist für jeden Demokrat beschämend und muss diskutiert, und höchstrichterlich geklärt werden.

BARGELDVERSORGUNGSENPASS

Im Jahre 2017 hat Great Britain den Banksektor 6 Wochen lang Pandemie spielen lassen.

Der Engpass der auftrat war, daß es keine Fahrer gab, die Geld zu den Geldautomaten brachten und diese bestückten.Fahrerengpass kommt mir irgendwie bekannt vor.Die Sparkasse hat ihre Geldautomaten mit 100€-Scheinen versorgt, damit diese möglichst lange durchhalten und nur selten bestückt werden müssen.Da Sparkasse und Apotheke am selben Markt liegen wechselt die Apotheke jetzt mehr Geld als dieSparkasse. Wer sonst ist den immer offen? Auch im Lockdown! Und vor allem kostenlos!Viele Bankautomaten sind als Recycler ausgelegt d.h. sie werden regelmäßig mit den Tageseinnahmen der umliegenden Geschäftsleuten durch regelmäßige Einzahlungen gefüttert. Im Lockdown gibt es kein Geschäft und keine Einnahmen und somit keine Einzahlungen von Scheinen. Die Geldautomaten brennen erheblich schneller aus.

Die Münzversorgung trifft es noch härter. Die Sparkasse ist nur an 2 Tagen besetzt und verlangt pro Rolle 50ct Gebühr und man muss ein Konto eröffnen.D.h. einen Rolle 1ct Stücke kostet statt 50 ct nun 1€.Die Sparkasse tauscht nicht ihr Bargeld, sie verkauft es Ihnen mit Aufschlag zurück. Da gibt man schnell 240€ nur an Bankgebühren aus.

Die Ärzte und Apothekerbank ist auch nicht viel besser. Komischerweise ist am Automaten, wo man Geld tauscht immer die Feder in der 1€ oder 2€ Schiene kaputt.Das sind die Münzen, die man immer am häufigsten braucht.Der Grund dafür ist, daß die Banken Hartgeld in festen Stückelungen bei der Zentralbank kaufen.

Man kriegt einen Container in einer Mischung, die man nicht auswählen kann und der Container kostet

ca 800.000€. D.h man muss möglichst viel Grobzeug

loswerden bevor man den nächsten Container bestellt.

Ist doch egal, was wirklich am Markt gebraucht wird.

In Oberbilk ist das kein Problem, jeder rumänische Bettler liefert seine Tageseinnahmen **vorsortiert** in der Apotheke ab. Er erhält Scheine und schickt Sie mit WesternUnion in die Heimat.

Ein Deal von dem alle profitieren.

IMPFSTOFFSTATUS MEDIZINISCHES PERSONAL

Von dem Medizinischen und pflegerischen Personal sind maximal 18% gegen Influenza geimpft. Die Leute, die in Alten und Pflegeheimen arbeiten, tragen die Infektionen in die Heime.Wenn wir ein Maserngesetz für Kita-Mitarbeiter hinkriegen, sollte die Impfpflicht für Pfleger jeder Art ein Leichtes sein.

Die Impfpriorisierung für Influenza ist wie folgt:

Apotheker

Ärzte

Gesundheitswesen

Öffentliche Sicherheit

Rettungsdienst und Krankentransport

Hilfsorganisationen

Bundeswehr

(Das ist eine alphabetische Liste, zwinker zwinker)

ZYTOSTATIKA ENGPASS NRW

Von dem Zytostatikaengpaß haben Sie bisher noch nichts gehört. Er wird gerade erst gebaut und eingeleitet. Das Land NRW wirbt erfahrene PTA`s aus der Zytostatikaherstellung an, da dieseEr- fahrungen in der Restituierung von Medikamenten sprich Impfst- offen haben.Das Land benutzt dafür ein einfaches Mittel: Geld.

Der Lohn, der ausgerufen wird übersteigt den eines angestellten Apothekers im 10. Jahr.Dies ist die höchste Gehaltsstufe nach Tarif.

Eine PTA verfügt nicht über die Gabe der Bilokalität.

Sie kann entweder im Team 180 Cisplatin-Infusionslösungen pro Tag für ebensoviele Chemotherapie-

patienten herstellen oder Tausende Impfspritzen einsatzbereit machen. Egal was passiert, sie sollten in den nächsten 4 Jahren nicht an Krebs erkranken.

Die Hände, die die Heil- und Gesundheitbringenden Tränke herstellen sind anderswo beschäftigt.

Der Kollaps der Onkologie fügt der Klinik häufig einen deftigen Imageschaden zu und führt zu heftigen finanziellen Verlusten, da die Fallpauschalen in diesem Bereich recht auskömmlich sind.

IMPFSTOFFENGPASS2 : INFLUENZA

Soviel Influenzaimpfstoff wie in diesem Jahr haben wir selten verkauft.

Für den Apotheker ist der Verkauf von Impfdosen für den Praxisbedarf ein Schmalspurgeschäft.

Die Entlohnung von 1€ bis 1,05€ ist eher eine Art Schmerzensgeld für den Trubel der bei der Vergabe entsteht. Der Plan ist, daß die Apotheker spätestens im Februar die Ärzte abfragen und Impfstoffe ordern.Wenn diese dann von der Firma kommen werden Sie in der Arztpraxis abgeladen und das wars.

Der Plan überlebt leider nicht den Kontakt mit der Wirklichkeit.

Kaum ein Arzt hat die Möglichkeiten seinen Impf-stoff fachgerecht zu kühlen und auch für den Arzt ist Impfen ein Zusatzgeschäft. Also werden personalintensive Pendeldienste eingepflegt, um den Nachschub zu verteilen. Der Arzt bestellt die Impfstoffe nur vor und ist nicht verpflichtet all abzunehmen. Wenn der Arzt nun 1000 Impfstoffe bestellt und nur 900 verimpft

bleibt derApotheker auf den Kosten sitzen und verdient null Euro. Auf eigene Faust einzelne Impfstoffen zu ordern für Mehrbedarf durch den Apotheker erfordert einiges an Wagniskapital.

Bei Impfstoffen gibt es keine Retouren oder Kickbacks oder Erstattungen. Gekauft ist Gekauft.

Die Ärzte ordern für Ihren bekannten Bedarf (Risikopatienten) und haben keinen Puffer für dahergelaufene Patienten. Das sorgt regelmäßig für unschöne Szenen in den Arztpraxen, wenn der

Apotheker sagt, daß er 700 Stück geliefert hat und für den aktuellen Patienten nichts zu Verfügung steht. Auf die Ärzte wird jedes Jahr Druck ausgeübt, um die Anzahl der Impfungen zu reduzieren, um zu verhindern, daß Impfstoff, der bezahlt wurde, verfällt.

An der Stelle trennt sich dann die Spreu vom Weizen. Es finden sich Ärzte, die 70 Impfdosen bestellen und solche die 1200 Impfdosen abnehmen. Das ist für den Arzt eine wirtschaftliche Entscheidung, dafür ist er nicht ausgebildet.

Durch das Risikoaverse Vorgehen aller Beteiligten werden Impfstoffe immer zu knapp bestellt und lösen dann Verteilungskämpfe und Patientenrennerei aus. Der Apotheker hat das größte Risiko, da er die Party erstmal bezahlt.

In Düsseldorf war die Situation noch kritischer als im Rest der Republik.

Dadurch, daß im Verlauf des Jahres 10 Apotheken ihre Tore geschlossen hatten stand weniger

Organisation und Kapital für die Impfung der Be-völkerung zu Verfügung.

Jede Apotheke verkauft zwischen 2000 bis 3000 Impfstoffe pro Saison. Insgesamt fehlten an die30.000 Impfdosen schon im Preorder.Bei einer Bevölkerung von über 600.000 Einwohnern ein substantieller Verlust. Die Pharmavertreter der 7 Influenzaimpfstoffen dachten, dann haben die Apotheker wohl dieses Jahr woanders gekauft. Wahre Panik brach aus, als der Platzhirsch der Innenstadt seine Apotheke zum 30.9.2020 schloß. Die Impfsaison geht am 1.Oktober los.

Da der Verkauf der Apotheke schon länger geplant war, hatte der scheidende Apotheker natürlich keine Ochsentour durch die Arztpraxen gemacht um Impfstoffe einzuwerben und Absprachen vorzunehmen. In sehr vielen Arztpraxen in der Innenstadt gab es also

keine vorbestellten Impfdosen. Null . Als die Ärzte sich dessen gewahr wurden, standen Sie ganz hinten in der Schlange, weil die vorhandenen Impfstoffe vertraglich gebunden waren.

Die Ärzten haben den Pharmafirmen dermaßen die Hölle heißgemacht, daß die Pharmavertreter die Apotheken darum bettelten ihre eigene Ware zurückkaufen zu dürfen.

Ein wohl einmaliger Vorgang in der Geschichte der Bundesrepublik Deutschland.

Die Frage, ob das legal war, habe ich nicht gestellt. Meine Loyalität liegt bei den Ärzten in meinem Viertel und die kriegen. Gekauft ist Gekauft.

Dadurch, das meine Chefin in Vorlage gegangen ist und Hunderte Impstoffen auf eigene Rechnung bestellt hat,lief die Impstoffsaison entspannt ab . Wir hatten genug und haben dann noch mehr aus Frankreich nachbestellt. Als günstig erwies sich der Zeitpunkt der Herbstferien. Der Kinderarzt im Haus hat mit einer Rate von durchschnittlich 108 Impfungen pro Tag gearbeitet. Kinder sind bei Influenza die Superspreader. Sie tauschen sich viel aus. Infizieren sich.Tragen die Influenza in die Familie. Schalten diese aus.Nächstes Jahr gehen 6 von 7 Pharmavertretern leer aus. Ein Impfstoff macht das Rennen und derRest guckt in die Röhre.

Durch selber impfenden Apotheker wird eine bessere Versorgung in der Bevölkerung erreicht.

Riskopatienten müssen die Apotheke eh aufsuchen um Ihre Medikamente abzuholen.

Die müssen nicht die Arztpraxen vollmüllen, nur um geimpft zu werden.

Das Apotheker gegen Influenza impfen ist überfällig.

Falls Sie Fragen zu Vorgehen haben. Der Apothekerverein in Antalya, Türkei ,einemDrittweltland, berät Sie gerne. Er hat mehr als 20 Jahre Erfahrung

IMPFENDE APOTHEKER ENGPASS.

In NRW hat ein Modellprojekt zum Impfen in der Apotheke stattgefunden.

Mehrere Modellregionen, stundenlange Schulungen,

besondere Raum erfordernisse oder Umbauten.

Es sollten 1000 Impflinge versorgt werden. Real wurden nur knapp 250 Menschen geimpft.

D.h. 250 AOK-Versicherte haben 250 Risikopatienten die Impfstoffe wegenommen.

Riesige Aufruhr in der Ärzteschaft. Wohlgemerkt 250 von 27.000.000 Impfdosen deutschlandweit.

Die Kommunikation des Projekt war sehr erfolgreich.

Der eine Vertragsteilnehmer, die AOK Rheinland, konnte auf Anfrage keinen Leistungserbringer nennen. Der andere Vertragsteilnehmer, der Apothekerverband Nordrhein, konnte ausdatenschutzrechtlichen Gründen keine Auskünfte erteilen. Der Vertrag hatte nur 2 Teilnehmer.

Für AOK – Versicherte war es unmöglich herauszufinden wo sie sich ohne Wartezeit impfen lassen konnten. Für viele Journalisten war es auch unmöglich. Drei Tage lang hatten wir verstärkt Anfragen von Journalisten, die die Apotheken reihenweise abtelefonierten.

Danach war das Thema vom Tisch.

Einer MFA wird in ruhigen 5 Minuten das Impfen beigebracht. Drei

Querfinger weg von Schultergelenk und ca. 20mm tief.(25mm Nadel verwenden,ganz easy)

Schließlich deligiert der Arzt später an Sie.

Impfende Apotheker sollen eine Fortbildung von mindestens 3 Stunden durchführen für den selben Zweck. Der Apotheker hatte Anatomie an der Universität, die MFA nicht.

KAFFEE ENGPASS

Ist der Kaffee alle, hören sie Apotheker auf zu arbeiten.

Easy Game Easy Rules.

Bis jetzt gab es keinen Kaffee-Engpaß.
Mein Gott, was habt Ihr Schwein gehabt!

COTRIM- ENGPASS

Cotrimoxazol ist ein einfaches Antibiotikum, welches vielen Frauen als Mittel gegen Blasenentzündungen bekannt sein dürfte.

Für Cotrimoxzol gab es monatelang keinen Nachschub in 2020. Für die Behandlung von Blasenentzündungen bei Frauen ist das nicht weiter wichtig. Es existieren 4 andere Antibiotika in der Leitlinie, die man genau so gut an wenden kann. Es ist halt alt und billig, weil generisch und steht in der Liste einfach am Anfang.

Für eine andere Patientengruppe war der Ausfall sehr kritisch.

HIV -Patienten mit Pneumocystis jirovecil (ehemals Pnemocystis carinii). Diese Patienten benötigen eine Dauertherapie mit Cotrimoxazol um diesen Schlauchpilz in ihrer Lunge unter Kontrolle zu halten. Aufgrund der Immunsuppression erfolgt in der Regel keine Ausheilung..

Für den Fall, daß es an Cotrimoxazol fehlt gibt es einen Ersatz.

Dapson. Dapson ist giftiger und wird eigentlich gegen Lepra eingesetzt.

Als kurz vor Ostern das Cotrimoxazol nicht verfügbar wurde.

(Nicht bestellbar, nicht orderbar, nicht zu kaufen, nur vorraussichtliche Lieferfähigkeiten bekannt).

Ergab die Anfrage bei wesentlichen Großhändlern , das für maximal 108 Patienten ausreichend Wirkstoff zu Verfügung steht in Deutschland.

Lockdownbedingt waren keine Importe möglich.

Es gibt ca.88.000 HIV-Infizierte in Deutschland , 10% davon, 8.000 sind mit Pneumocystis carinii infiziert. Pneumocystis carinii-Infizierte versterben genauso wie Coronapatienten auf den Intensivstationen an Pneumonie und Lungenversagen.

Sie gehen in die selbe Statistik ein.

Die Verluste an HIV-Infizierten werden dieses Jahr erkennbar höher sein.

PROPOFOL-ENGPASS

Propofol ist vielen bekannt als Mittel an dem Michael Jackson starb.

Seine medizinische Verwendung ist auf Intensivstationen die Sedierung von beatmeten Patienten sowie die Sedierung und Aufrechterhaltung von Narkosen.

Nun haben wird durch Corona einen etwas größeren Anfall an beatmeten Patienten.

Jeder 5. Coronapatient, der die Intensivstation erreicht, wird maschinell beatmet.

Die Hälfte aller beatmeten Coronapatienten verstirbt.

Keine Sorge, auf einer Intensivstation verstirbt immer die Hälfte der Patienten.

Der Propofol Engpaß baute sich im Lockdown auf, als die Grenzen geschlossen wurden.

Die Propofol Fabrik liegt in Österreich. Erstmal kein Import mehr möglich . Die Folge war , daß Operationen und Darmspiegelungen(Kurznarkose) verschoben wurden.

Propofol war direkt gar nicht zu kaufen. Die komplette verfügbare Ware landete in den Krankenhäusern. Die monetäre Verluste der niedergelassenen Gastroenterologen waren bis zu 90%.

In der Folge werden viele Darmkrebserkrankungen nicht oder zu spät gefunden , was in der Regel mit einer schlechten Prognose für den Patienten einhergeht.

Zu einer nachhaltigen Schädigung der Produktion kam es durch den Zustand, daß die österreichische Firma ihre Reinraumartikel (Masken, Ganzkörperschutzanzüge, Überzieher etc.) in Deutschland ordert. Da kein Nachschub an essentiellem Material für die Mitarbeiter vorhanden war, erfolgt eine Stilllegung der Produktion bis zur Ersatzbeschaffung.

Propofol ist europaweit knapp; eine Ausweitung der Produktionskapazitäten ist nicht geplant.

Die Massenausbrüche in Spanien,Frankreich, England und jetzt auch Deutschland stellen die Krankenhaus-

apotheker vor schwere Entscheidungen.

CYTOTEC ENGPASS

Cytotec ist offiziell ein Magenschutzpräparat. Es wird aber auch gerne zu Weheneinleitung oderAbtreibung genutzt. Für Cytotec gibt es in Deutschland keinen Orginalanbieter.

Pfizer vertreibt nicht in Deutschland. Pfizer vertreibt auch nicht in Iran – weil das ein Schurkenstaat ist. Analogien sind rein zufällig.

Bei der Versorgung mit diesem Wirkstoff sind wir in Deutschland vollständig auf Importeure angewiesen. Ist die Grenze zu,gibt es auch nichts. Die Importeure haben zwar ein gewisses Polster aber im Lockdown schmilzt das wie Schnee in der Sonne.

Der Verkauf von Cytotec Tabletten nach dem Lockdown stieg um 800%.

Cytotec Tabletten kosten nur ein paar Cents und werden beim Medikamentösen Schwangerschaftsabbruch innerhalb der gesetzlich erlaubten Abtreibungsfrist und in Kombination mit Mifepriston (RU-486) eingesetzt.

Keine Cytotec, keine Abtreibungen.

Liegen die Substanzen für den Medikamentösen Schwangerschaftsabbruch nicht vor, muß auf

operative Maßnahmen zurückgegriffen werden.

In der deutschen Facharztausbildung für Gynäkologie ist Abtreibung kein Bestandteil des Curriculums..Es ist davon auszugehen, daß allenfalls die Besten 10 Prozent der niedergelassenen Gynäkolgen operativ abtreiben. Da die Werbung für diese Dienstleistung untersagt ist, finden sich kaum relevante Informationen. Die Bundesregierung hat eine sehr versteckt gehaltene

Website

zu diesem Thema veröffentlicht, wo die Ärzte sich eintragen, sprich an den Pranger stellen können.

Häufig bleiben nur vom Land betriebene Kliniken übrig. Die verklagt keiner, da ist nichts zu holen.

Abtreibungen werden in der Regel von der Krankenkasse bezahlt. Der Arzt kann ca. 80€ abrechnen.

Kein wirklicher Umsatzbringer, wenn man bedenkt, daß das Wiederherstellen eines Jungfernhäutschens gut 1600€ bringt. Eine häufig gefragte Dienstleistung, wie der Porsche GT3 meines Lieblingsgynäkologen beweist.

Sollten Sie eine Abtreibung benötigen, fragen sie nicht die Sprechstundenhilfe danach.

Fragen Sie a) ob der Arzt ambulante Operationen

durchführt.

b) ob der Arzt über ein eigenes Absauggerät

verfügt und

dann fragen sie ob er Zeit hat.

METRONIDAZOL ENGPASS

Metronidazol ist ein Antibiotikum für anaerobe Bakterien und verschiedene Geschlechtskrankheiten

wie Gardnerella, Trichomonas, Giardia.

Häufigster Einsatzzweck sind Infektionen der Vagina und sexuell übertragbare Krankheiten.

Indien hat den Export von Metronidazol und 13 weiteren Wirkstoffen (API) in der Coronakrise untersagt. In Indien ist zurzeit der einzigste Hersteller. Als die Meldung kam, hab ich mich in der Apotheke großzügig bevorratet. Nach Weihnachten sollte kein Metronidazol mehr in Deutschland vorhanden sein.

Mit der Tatsache, das in der Lockdownzeit weniger Untersuchungen bei Frauenärzten stattfanden wird wohl eine STI-Welle durch deutsche Betten gehen.

Die restriktive Vergabe von Kontrazeptiva in Deutschland hat drei Gründe.

a) Hormone sind starke Wirkstoffe und gehören in die Hände von Fachkundigen.

b) Durch die regelmäßigen 3-monatigen Kontrollen werden STI-infektionsketten durchbrochen.

c)Durch die regelmäßige Brustuntersuchung werden Knoten früher erkannt und es kann mehr brusterhaltend operiert werden.

In Deutschland finden ca 70-80% aller Brustkrebsoperationen brusterhaltend statt.

In Belgien ,wo die Frau nur einmal den Frauenarzt aufsucht und das Rezept verlängern läßt sind nur 30% der Operationen brusterhaltend. Komplette Brustabnahme ist die Regel.

IBUPROFEN ENGPASS

Bei Ibuprofen gibt es schon länger einen Engpaß. Das BASF-Werk in Bishop , TEXAS ist am 27.06.2018 in die Luft geflogen. Damit fehlt Wirkstoff für 1,5Mrd. Menschen.Es gab nämlich nur 6 Fabriken für Ibuprofen und jetzt sind es nur noch 5.

Die erste Folge war, das der Rohstoffpreis für Ibuprofen innerhalb eines Jahres um mehr als 60% stieg. Ihres günstigen Rohstoffs beraubt, stiegen viele Generikafirmen aus dem Geschäfts aus.

Kurzfristig reduzierte sich die Anzahl der lieferfähigen Firmen von 33 auf 4.

Das betrifft sowohl den Verschreibungspflichtigen Teil als auch die OTC Ware.

Wenn ein deutscher Mittelständer gegen eine Firma antritt ,die ein Viertel der Philippinen versorgt, weiß man wie das ausgeht.

Das der Mittelständler durch Rabattverträge extrem geschwächt worden ist, braucht man hier nicht

extra zu erwähnen. Normalerweise werden im Wirkstoffbereich 5 Jahres Verträge geschlossen und die Produktionsmittel sind begrenzt. Dazwischen zu kommen und Ware zubekommen setzt einiges vorraus, vor allem monetärer Art. Arzneistoffe werden in den Ländern mit den geringsten Umweltauflagen hergestellt. Zur Zeit Malaysia, Korruptionsindex Nr.53 von 91.

Ibuprofen unterliegt in der GKV dem Festbetrag sowohl für normale Tabletten als auch Retardtabletten. Die Herstellung von Retardtabletten ist aufwendiger und teurer.

Wenn jetzt ein Rohstoff teuerer wird, stellt der Hersteller der Retardform die Produktion ein um seinen Schnitt zumachen. Ibuprofenretardtabletten sind nur sehr begrenzt verfügbar.

Als ich auf dem Höhepunkt der Krise 100 Packungen bestellen wollte, wurde mir von einer wirklich großen deutschen Traditionsfirma 3 Stück angeboten. Natürlich für den ganzen Monat.

Einen Run auf Ibuprofen gab es, als Corona nach einer Erkältungskrankheit aussah.

Der Run brach aus als Fakenews aus ?Wien?. kamen , daß Patienten mit Ibuprofen schneller an Corona versterben. Leider war das falsche Reziprozität.

Alte Menschen, die oft Risikopatienten sind, haben oft arthritische Beschwerden, die mit Ibuprofen behandelt werden.Häufung ja, Zusammenhang nein.

Es gibt keinen Beleg, daß irgendein Schmerzmittel einen Vorteil bringt.

PARACETAMOL ENGPASS

Bei Paracetamol kam es zu einem Engpaß als die Ibuprofenhoax ihr wahres Gesicht zeigte.

Jetzt wurde ohne Sinn und Verstand Paracetamol auf Vorrat gebunkert genau wie Toilettenpapier.

Das Gute an dem Run auf Paracetamol war die Entlastung an der Ibuprofenfront.

Das Schlechte war, daß die Paracetamolwinterbevorratung innerhalb von 2 Tagen verblasen wurde.

Im April war der Jahresvorrat weg. Der Gesundheitsminister sah sich genötigt, die Apotheker im Land aufzufordern, den Wirkstoff nur noch begrenzt abzugeben. Die Herstellerfirmen knickten einer nach dem anderen ein.

Als Chillingfaktor wurde in der Apotheke alle Paracetamolpackungen auf einen Preis gesetzt, um die Rennerei nach 78ct-Paracetamol zu unterbinden. Der Preis war so gewählt, daß die Patienten kurz drüber nachdenken, ob sie es wirklich brauchen, und Mehrverbrauch effektiv unterbunden wurde.. Der Preis lag immer noch gut unter dem Preis für den Marktführer Benuron.

Schon die Preiserhöhung um 1 ct macht die Leute stutzig und reduziert Abverkäufe.

Durch diese Maßnahme konnte eine strenge Rationierung auf 10 Tabletten pro Kunde pro Tag verhindert werden.

NAPROXEN ENGPASS

Naproxen ist ebenfalls ein Schmerzmittel. Es wird vorwiegend bei Regelschmerzen und Gelenkschmerzen. Durch den Engpaß von Ibuprofen orientierten sich einige Ärzte um und verschrieben statt Ibuprofen Naproxen. Der Verbrauch von Naproxen nahm solange zu, bis kein Naproxen im OTC Markt mehr verfügbar war. Hier kam es zum Totalausfall.

Frauen, die Naproxen benötigten, konnten das nur auf Rezept erhalten.

Der verschreibungspflichtige Markt wurde dann sehr eng.

Verschreibungspflichtiges Naproxen ist auf Privatrezept um einiges teurer als OTC-Ware.

Frauen mußten ca. das Drei bis Fünffache bezahlen.(12,89€ zu 2,41€ Naproxen 250mg 20 Stk)

Logischerweise verkaufen sich die günstigen Verschreibungspflichtigen Varianten besser als die teuren. Naproxen wird in Deutschland zum teuren Vergnügen für die Frauen.

HYDROCHLORTHIAZID ENGPASS

Hydrochlorothiazid ist ein Diuretikum, was in der Blutdrucktherapie häufig genutzt wird.

Es gab jetzt neue Erkenntnisse, die auf ein höheres Risiko für weißen Hautkrebs hindeuten.

Das Mittel ist seit 1958 im Verkauf. Fällt denen aber früh auf. Besser spät als nie.

Als das medial die Runde machte, wollte jeder Blutdruckpatient in Deutschland umgestellt werden.

Die Alternative ist Hygroton (Chlortalidon). Hygroton ist ein sogenannter Mehrkostenartikel.Der Patient muß also zusätzlich zur Zuzahlung weitere Kosten übernehmen.Von diesen Mehrkosten kann man sich nicht befreien lassen. Jeder muß sie zahlen, egal ob Kind,

Hartzer, Rentner oder Asylant. Der Arzt muss den Patienten darauf hinweisen. Passiert praktisch nie.

Mehrkosten können sich von ein paar Cents bis auf mehrere 100 Euro belaufen.

Die Krankenkassen haben jüngst das 30 jährige Bestehen der Mehrkosten als Sparinstrument groß gefeiert . Kostet Sie ja nichts.

Bis zu den neuen Erkenntnissen war Hygroton ein alter Arzneistoff mit einem Anteil von 8-10% im Diuretika Markt. Wenn nichts passiert wäre, wäre das Produkt mit den verordnenden Ärzten ausgestorben. Jetzt war es einen wertvolle Resource, allerdings kann man nicht den Großteil der Hydrochlorothiazidverordnungen übernehmen. Von 10% Marktanteil auf 80%

Marktanteil in zwei Wochen ist nichts was schadlos funktioniert.

Ein Lieferengpaß ist die Folge. Abgesehen davon mußten in Arztpraxen und Apotheken jahrelange

Therapiepläne zerpflückt und neu zusammengestellt werden.

Hydrochlorothiazid ist häufiger Kombinationspartner für Valsartan, Ramipril etc.

In der Folge mußten mehr Medikamente verordnet , besorgt und geschluckt werden.

Da die Zuzahlungen pro Packungen berechnet werden,mußten die Patienten neben den Mehrkosten auch Extrakosten für zusätzliche Medikamente tragen.

Da im Sartane Bereich bereits ein eigener Engpaß bestand wurden viele Patienten 3-4 mal in einem Jahr umgestellt.

VALSARTANENGPASS

Über den Valsartanengpaß lassen sich wahre Bücher schreiben. Er beleuchtet das Problem der Globalisierung und des Kostendrucks im Gesundheitswesen.

Kurz gesagt die Hersteller recyclen Lösungsmittel und diese verseuchen API mit krebserregenden Substanzen. Der Engpaß besteht in der Coronakrise weiter. Von allen Valsartanproduzenten hat nur der in den USA relative saubere Ware geliefert. Dadurch,daß viele Hersteller ihre Ware vom Markt zurückzogen, kam es zur Markt-

verengung, was zu wilden Austausch von Stärken führten. Als alle Stärken vergeben waren, wurden in der Zweiten Welle die Wirkstoffe gegen andere Sartane

ausgetauscht. Dann wurde verunreinigte andere Sartane gefunden und der Retausch begann.

Blutdruckpatienten, die Sartane erhalten, können sicher sein jedes mal eine andere Packung zu erhalten und müssen immer die Arzt-Apotheker-Absprachen über das neuste verfügbare Sartan abwarten, was alle Beteiligten nervt.

Relativ sichere Sartane sind Telmisartan und Irbesartan, weil bei ihrer Produktion keine Amine vor-

kommen. Privatpatienten steht zusätzlich Edarbi (Azilsartan) zu Verfügung; als Mehrkostenartikel ist den meisten Versicherten der Zugang verwehrt. Azilsartan ist den meisten Ärzten unbekannt und ich habe es noch nie verkauft.

Die Lage ist so katastrophal, daß im Rahmen der Coronagesetzgebung den Apothekern weitreichende Sonderrechte zum Austausch eingeräumt wurden.

Der Apotheker kann jetzt im eigenem Ermessen einen Aut simile Austausch zur Versorgung der Patienten vornehmen. Was ihr Arzt auf das Rezept schreibt ist nicht mehr als ein frommer Wunsch. Der Patient hat jetzt bei Wirkstoffe für die Wirkstoffvergleichstabellen veröffentlicht wurden kein Anrecht auf eine bestimmte Firma, Stärke, Größe oder Menge oder einen speziellen Wirkstoff. Es gilt der Sachleistungsbezug aus der ATC-Gruppe.

Ihr Arzt wird darüber ggf. per FAX informiert. Irgendwann abends ,wenn der Apotheker Zeit für sowas hat und die Sache gelaufen ist.

METFORMIN ENGPASS

Der Metforminengpaß ist kritisch, da ca. 10% der Bevölkerung an Diabetes erkrankt sind und mit diesem Medikament versorgt werden. Die häufigste Größe 1000mg und 180 STK kann zeitweise nur von einer der 18 zugelassenen Firmen geliefert werden. Wenn die Größe nicht verfügbar ist, geben wir in der Apotheke 120 STK ab und hoffen auf bessere Zeiten. Dank Coronasonderzeichen kein Problem. Das Problem ist nur, daß die Diabetespatienten, die Risikopatienten sind, häufiger in den Arztpraxen aufschlagen und Resourcen binden. Für den Patienten wird es teurer, für den Arzt

gibt es mehr Arbeit und für den Apotheker mehr Aufwand. Arzt und Apotheker haben davon nichts.

Diabetes ist ein weltweites Problem und je mehr fette Chinesen und Inder es auf dem Planeten gibt, desto rarer wird der Wirkstoff, da die Produktionskapazitäten mit dem Verbrauch nicht schritthalten. Die Herstellung in Deutschland ist illusorisch. Wer das ausprobieren möchte

sehe sich das Zulassungsverfahren für eine Co2-Pipeline in Deutschland an.

ABSTILLEN ENGPASS

Medikamentöses Abstillen ist in Deutschland zum Problem geworden.

Cabergolin oder Dostinex ist nicht verfügbar als Einmalgabe.Eigentlich der Goldstandard, aber in Deutschland wird aus Kostengründen häufig Bromocriptin eingesetzt.Bromocriptin ist in Deutschland jetzt auch nicht mehr verfügbar.

Früher wurde in Deutschland Methergin Lösung zu diesem Zweck eingesetzt.

Methergin Lösung wurde in Italien über Parapharmacies abgegeben.

Das sind Krüppelapotheken , die in einem unterentwickelten Land verschreibungspflichtige Medikamente ohne Beratung abgegeben.

Das Methergin Abstillmittel für die Mutter in Tropfenform wurde dem Kind gegebe; schliesslich

sind Tropfen kindgerechte Arzneiformen.

Das ist mit dem Leben nicht vereinbar.

Vorsichtshalber wurde es europaweit zurückgerufen.

Außer Hochbinden und kalten Quarkkompressen kann ich Ihnen an dieser Stelle nicht viel empfehlen. Kaufen Sie den Quark im Discounter.

POLEN ENGPASS

Ich kann weder betätigen noch leugnen, daß Apotheker im Lockdown die nationale Souveränität des polnischen Staates verletzt haben, in dem sie zur Sicherstellung der Arzneimittelversorgung in Deutschland die Oder mit Neoprenanzügen durchschwammen um Pharmaproduktionsstätten zu erreichen und dort als Leitung tätig zu sein um deren Betrieb aufrecht zu erhalten.

Manchmal muss Deutschland am Hindukusch verteidigt werden. Manchmal können Apotheker Neoprenanzüge als Werbungskosten absetzen..

Der Mindestlohn in Polen ist nach Eurostat 523,09€ pro Monat im Gegensatz zu 1557,00€ in Deutschland. Da lohnt sich das Auslagern richtig -außer die Grenze ist zu.

CORONATHERAPIE IM ALTEN UND PFLEGEHEIM

Paracetamol
Gelomyrtol
Vitamin-D-Individualprophylaxe, wenn der Patient Geld hat.

METHYLDOPA ENGPASS

Methyldopa ist ein exzellentes Medikament um Schwangerenbluthochdruck und Präeklampsie zu bekämpfen. Die Versorgungslage ist prekär. Ich erinnere mich noch gut an den Tag als ich die Herstellungsanleitung im Chemical abstracts googelte,um das Medikament im Apothekenlabor herzustellen.

Falls Ihnen die Gepflogenheiten in Apotheken nicht bekannt sind. Medikamente werden in der Rezeptur vor Ort hergestellt. Dort Mischen wir die Grundsubstanzen mit API(Wirkstoffen).

Herstellung im Labor heißt, wir stellen den API selber her.

Der Markt für dieses Medikament war dermaßen abgegrast , daß ich die üblichen Wirkstoffhändler abgefragt habe. Der Gedanke war eigentlich Pulver zu kaufen und locker und entspannt ein paar Kapseln anzufertigen. Die Großhändler hatten nix und die Rohstoffspezialisten für Apotheken hatten auch nix. Kommen wir nun zum Dreckigen Dutzend, den Chemikalienhändlern in

Deutschland. Nach einigen unerfreulichen Gesprächen konnte mir der letzte Vertreter dieser Art 10g

sogenannte P.a.-Ware (ProAnalyse, sehr sehr sauber, sehr sehr teuer) 10g anbieten.

Sowie meine Patientin das Zeug wegfraß, war das die Versorgung für gerademal zweieinhalb Tage.

Keine wirkliche Lösung.

Die Herstellung aus P.a.Ware hätte die Kosten für das Präparat ungefähr vervierfacht.

Folglich Grundstoffe beziehen, kurz an das Dritte

Semester Organische Chemie gedacht und losgelegt.

Hilfe kam von unerwarteter Stelle. Ein Apotheker

berichtete über die Geburt seines Kindes und konnte nicht verbrauchtes Methyldopa an den Großhandel zurückverkaufen, welches ich mir sofort per Direktkauf schnappte. Die Patientin wurde mit Methyldopa versorgt und brauchte keine weitere Packung, da sie alsbald ein gesundes Kind gebar.

Alle anderen Antihypertonika hätten genotoxische Schäden am Kind verursacht. Ein einfacher Wechsel des Präparats wie bei normalen Blutdruckpatienten ist nicht möglich.

HappyEND.

Nicht für jede Frau geht es so gut aus, Methyldopa ist weiterhin knapp.

Wenn Sie schwanger werden ,nehmen Sie nicht mehr zu als 11 Kilo.

Mehr Einfluss haben Sie als Schwangere nicht.

FORXIGA-ENGPASS

Forxiga ist ein modernes Antidiabetika. Es bereitet mir in Oberbilk gleich zwei Probleme.

Es ist wenn, bei normalen Großhändlern nicht zu kriegen. Normal heißt, es gibt ein Notfalldepot

beim Großhändler was nicht in den Büchern steht, sodaß die Fachkraft am Telefon nicht zusagen kann ob es da ist. Notfalldepotartikel müssen aufwendig per FAX bestellt werden als belegbare Buchung d.h. neben der Bestellung muß ich das vorhandene Rezept mit unkenntlichen Personadaten übermitteln, um die

Bestellung auszulösen.

Warum gibt es Notfalldepots? Verschiedene Originalmedikamente sind in Deutschland billiger als im Ausland.Der Export lohnt also. Folglich werden die Mengen an die Großhändler limitiert um die Versorgung in der Fläche zu vermitteln. Eine spezielle Firma in den Niederlanden gibt auf ihrer Website an alle Kontingentartikel besorgen zu können.

Was in Deutschland gut und teuer ist fließt einfach ab. Auch der Export nach England ist sehr lohnend, die prozentualen Aufschläge im Geschäft können sich sehen lassen.

Mit Blick auf dem Brexit hat England ganz Irland von Insulin leergesaugt. Und Irland saugt jetzt in Deutschland.

Folglich darf der Patient gleich mehrfach wiederkommen,je nachdem auf welchem Weg gerade etwas zu bekommen ist.

Die Firma, die Forxiga vertreibt, hat keinen eigenen Vertrieb. Sie setzt einen Distributeur ein.

Dieser Distributeur hat keine einzige Packung an Lager. Ist völlig digital und begrenzt den Abverkauf nach eigenem Gutdünken. Dem Apotheker wird vorgeschrieben wieviele Packungen er kaufen darf, egal welchen Bedarf er hat. Mein Problem ist nun das in Oberbilk nicht die durchschnittlichen 10% der Bevölkerung Diabetes haben sondern eher 14%.

Forxiga hab ich immer zu wenig.

Wer mehr Forxiga haben will, muß bei der Firma seine Abverkäufe nachweisen.

In normalen Geschäftsleben führt dieses Verhalten zum Abbruch der Geschäftsbeziehungen.

Der Tag, an dem Forxiga generisch wird , ist die Nacht der langen Messer liebe Leutchen bei AstraZeneca . Ich werde mich persönlich dafür verwenden das eure Verluste 90% übersteigen.

Dann wird ausgelistet.

PCR ENGPASS

Die beinahe kultische Verehrung des PCR Tests in Deutschland hat einen einfachen Grund.

In Deutschland ist jeder versichert. Egal ob gesetzlich oder privat Laborleistungen können fast vollautomatisch abgerechnet werden. Die zentralen Labore, wo die PCRMaschinen stehen melden die Infizierten an das Gesundheitsamt per FAX. In diesem Bereich der Medizin hat es einestarke Konzentration auf wenige Anbieter gegeben. Das Ergebnis sollte die am besten dokumentierte Pandemie in Europa sein. Hat das Einfluß auf den Verlauf der Pandemie?

Eher nicht; es beruhigt die Beamtenseele aber ungemein.

MASKENENGPASS

Maskenpreise sind in der Apotheke ein häufiger Aufreger. Qualität hat Ihren Preis und Verfügbarkeit auch. In der Apotheke haben sich viele Apotheker die Nächte um die Ohrengeschlagen um irgendwie an Masken zu kommen. Wie bereits vorher erwähnt gelten im Bereich Mundschutzartikel keine Preisabsprachen mehr. Alle Preise von vor der Krise sind Makulatur.

Die Quellen, die sich auftaten und wieder schlossen waren multiple.

Sie hatten nur eins gemeinsam: Vorkasse

In der Apotheke haben wir praktisch alle Kanäle ausgeschöpft und Handelspartner und Ware zu finden. Keiner von uns hat eine Playstation, ansonsten hätten wir auch per World or Warcraft in China im Chat Masken gekauft. Todgeglaubte Handelsplattformen erwachten neu zum Leben.Amazon und Ebay haben bei Angeboten eingegriffen und Auswüchse bekämpft.Mancher Malermeister hat seine KN95-Masken vergoldet. Mehrsprachigkeit zahlt sich hier aus. Die krudeste Versorgung war mit Masken, die wir in Südafrika gekauft haben, die in England hergestellt worden waren. Luftfracht kostet.

40 Euro pro Kilogramm sind keine Seltenheit abgesehen von ca 14.000 km Frachtweg.

Die Kreditkarten der Apotheker wurden bis zur Neige belastet.

Die Preise von FFP3-Masken lagen bei über 180€ im Einkauf für 10 Stück. Mit Eigenkosten und Mehrwertsteuer hat man da pro Maske knapp 1-€ ver-dient. Verkaufspreise von 25€ sind sehr plausibel und wirtschaftlich nötig. Bei normalen Handelsaufschlag wären regulär 34,95€ pro Maske normal gewesen.

Jeder Apotheker, der in ersten Welle FFP3-MASKEN unter 25€ verkauft hat, hat praktisch pro bono gehandelt. Nur Umsatz kein Gewinn.

Der übelste Kandidat bot OP-Masken an 340€ für 50 STK.

Erst die Verbreitung von Community-Masken beruhigt den Markt.

FFP3-MASKE sind zur Zeit nicht im Handel und FFP2-Masken werden verkauft.

Meine PTA`s vermissen ihre FFP3Masken sehr. Sie sind jeden Tag karzinogenen, mutagenen und reproduktionstoxischen Substanzen in der Herstellung ausgesetzt.

COMMUNITYMASKEN

Community Masken sind sinnvoll als Bestandteil eines Gesamtkonzeptes zur Infektionsabwehr.

In Oberbilk haben wir die Masken durch ein ansässiges Künstlerkollektiv fertigen lassen.Jede Maske sah anders aus und hat die Stimmung gehoben.Die AvengersMasken waren schlichtweg der Hit unter den Schulkindern.

Das Gesamtschutzkonzept ist Maske mal Abstand mal Plexiglasflächen mal Lüftung.

Die Maske ist also nur ein Bestandteil der Formel.

Für Communitymasken ist der Wert 0,80, für FFP2-Masken ist der Wert 0,90 und für

FFP3-Masken ist der Wert 0,94.

Wer eine Maske mit einem geringeren Faktor trägt, muß einfach mehr Abstand halten um die Gleichung auszugleichen oder die Gesamtzahl der Kontakte reduzieren.

Die Verordnung über das Tragen von Masken sieht keine Ausnahmen vor.

Alle ärztlichen Atteste sind wertlos und ungültig.

Wenn Sie so stark eingeschränkt sind, daß sie nicht mit Maske rumlaufen können sollten Sie nicht draußen rumlaufen und liefern lassen.

ATEMNOT UNTER MASKEN

Bei normalem Gebrauch schränkt eine Maske die Sauerstoffsättigung im Blut nicht ein.

Selbst wenn die Sauerstoffsättigung schlechter wird ist das kein krankhafter Zustand.

Durch Meditation kann ich meine Sauerstoffsättigung um 7% reduzieren. Das hat keinen Krankheitswert. Dieser Wert ist variabel und das ist gut so.

Anders sieht es bei schwerer Körperlicher Arbeit aus.Aber wer arbeitet noch schwer?

Rentner mit COPD sicherlich nicht.

Gefühlte Atemnot ist ein psychologischer Effekt.

Wieso die Schwuchteln von der 1. und 2.Bundesliga nicht mit FFP2-Masken auflaufen wird mir auf ewig ein Rätsel bleiben. Sind doch angeblich Leistungssportler.

SECURPHARM

Securpharm ist in Apothekerkreisen sein Synonym für doppelte Arbeit.

Jede Packung muß zweimal gescannt werden um sie ordnungsgemäß auszubuchen und ihre Echtheit zu verifizieren. Das soll die Arzneimittelsicherheit erhöhen und Fälschungen verhindern.

In Wirklichkeit handelt es sich um das

LEX RATIOPHARM.

Es begab sich zu einer früheren Zeit, als zwei Brüder 800.000 Packungen total fälschten, in Verkehr

brachten und verkauften. Es war einen wirkstoffhaltige Fälschung. Kein Patient wurde geschädigt, nur die Ehre und das Portmonee des Gründers von Ratiopharm wurde beschädigt.

Der Fehler der zwei Brüder war gewesen, daß Sie alle Packungen unter der selben Chargennummer in Verkehr brachten, was irgendwann auffiel. Die Sicherheit der Chargennummern in Deutschland war damit korrumpiert. Es mußte ein neues System zur Sicherung der Gewinne her. Jetzt wird jede einzelne Packung mit einer Seriennummer versehen. Diese Seriennummer muß über zwei

separate Server ausgebucht werden, um ihre Identität zu bestätigen. Das kostet Zeit und bringt nur eine gefühlte Sicherheit. Das System hat bisher nur eine einzige Fälschung aufgedeckt.

Dafür haben wir jetzt bis zu 10 Millionen Suchabfragen per Internet pro Tag, die jeweils zwischen 20 und 200ms brauchen, und das Internet gut auslasten.

Das Einzig Gute ist, daß der Typ von Ratiopharm sich selber von

den Zug geworfen hat.
Sonst hätte Ihn früher oder später einer gestoßen.

MASKEN ENGPASS NR 2

Der zweite Maskenengpaß war ein klassicher Spahn. Die kostenlose Verteilung von FFP2-MASKEN durch die Apotheke. Am 9.12.2020 wurde ein Referentenentwurf geleakt, daß zum Schutz der älteren Bevölkerung kostenlose FFP2-MASKEN durch die Apotheken verteilt werden sollten. Die Folge war das der Preis der Masken innerhalb eines Tages um 200 bis 300% stieg und die Lieferverfügbarkeit von Stunden auf 2 Wochen anstieg.

Wohl dem, der sich rechtzeitig eindeckte. 40 -50 Faxe der unterschiedlichsten Anbieter landeten im Papier-korb. Am 13.12.2020 erfolgte die Absage der Aktion mit der Ausrufung eines nationalen Lockdowns. Ministerpräsident Laschet wusste gar nichts über die Aktion.

In der Folge saßen viele Apotheker auf schwerverkäuflichen Masken, die keiner kaufen wollte.Und es erfolgten Retouren und Absagen von Maskenkäufen.

Am 15.12.2020 wurde die Aktion dann rückwirkend im Bundesanzeiger veröffentlicht.

In der Folge stürmten Risikopatienten die Apotheken um Masken zu erhalten.

In 2 Tagen haben wir in Oberbilk ca. 2400 Masken selbst abgegeben.

Am 16.12.2030 um 10.23Uhr waren bei allen anderen Apotheken in Oberbilk die Masken vergriffen. Wir haben uns dann beim Apothekerverband beschwert , daß es nicht sein kann, daß eine einzelne Apotheke die ganze Arbeit erledigt. Nach direkter Aufforderung durch den Apothekerverband und die Kammer haben wir dann Tausende Masken an naheliegende Apotheken verkauft um die Situation zu entzerren.

Für die Apotheken besteht kein Kontrahierungszwang für die Abgabe von Masken.Sie werden ausschließlich nach Verfügbarkeit abgegeben.Die Entlohnung durch den Notdienstfond erhalten alle berechtigten Apotheken. Auch Versandapotheken, die keine einzige Maske abgeben, werden entlohnt.

EXKURS:

Eine kleine Berechung. Eine Versandapotheke macht ca. 50 Mio. im Jahr. Im 3.Quartal ca. 12. Mio. Bei einem Durchschnittspreis von ca. 30€ pro Packung werden wohl 400.00 Packungen abgegeben, die als Berechungsgrundlage dienen.

Bei einer Erstattung von 2,5€ pro Packung ergibt das einen Nettogewinn von

1 Million Euro.

(Die Erstattung liegt noch nicht fest, der Notdienstfond berechnet sie noch und weißt sie zu. Klar ist auch,das eine Versandapotheke auch apothekenpflichtige Packungen abgibt, die nicht in die

Berechnung eingehen und die Auszahlung reduzieren.)

Aber die Größenordnung ist der Hammer.

CE-KENNZEICHEN

CE-Kennzeichen auf Masken haben eine Berühmtheit erlangt, die an Heiligenverehrung gleicht.

Das Oberthema ist hier: Am deutschen Wesen soll die Welt genesen.

Losgetreten durch eine WISO-Sendung wurden die 4 Ziffern auf den FFP2-MASKEN auf einmal sehr wichtig und entschieden über den Preis. Die 4 Ziffern stehen für sogenannte Benannte Stellen, die Prüfungen an Medizinprodukten vornehmen. Diese prüfen die Papiere, die der Hersteller mit den Produkten abgibt, auf Konformität. Achtzig Prozent der Masken werden in China

hergestellt. Man kann Sie aber in Finnland, England , der Türkei oder in Deutschland zertifizieren lassen und dann importieren. Da andere Länder zur Zeit schwer erreichbar sind, bleibt in Deutschland nur die Dekra übrig. Folglich macht man dort ein Filmchen und nicht bei einer besser bewerteten Finnischen Stelle. So spart man sich die Übersetzungen aus dem Finnischen. Was die Dekra natürlich als Werbung für sich auslegt. Das Masken mit Löchern keinen Schutzbieten hätte mir auch ein Dümmerer sagen können.

Für die die nur Volksschule hatten:

Ist ein Loch im

Eimer fließt das Wasser raus.

Der Eimer ist nicht dicht.

Eine Maske mit Loch ist auch nicht

dicht.

Diese ganzen Zertifizierungsfirmen sind meiner Meinung nach

nur Papierfabriken von begrenztem

Wert.

Eine Dekra ist BSI Assurance UK Ltd,- ist SGS United Kingdom Limited, ist Universal

Certificationand Surveillance Service Trade Ltd. Co Turkey ist TüVSüd, der Brustimplantate mit

Bausilikon zertifiziert. Hier wurden nur Papiere bewertet und keine Firmen besucht.

HIV-MEDIKAMENTE ENGPASS

Durch den Brexit und jetzt die erneute Schließung der Grenze zu Großbritannien wird es 2021

zu substanziellen Mängel in der Versorgung mit Hiv-Medikamenten kommen , da die größte Fabrik in England liegt.Durch die Lockdowne haben wir Vorzieheffekte gesehen.Die Patienten sind in Eigenquarantäne gegangen und haben ihre Einkäufe vorgezogen.In der Regel werden Gesetzlich Versicherte Patienten mit Reimporten versorgt.Die Importeure haben durch Lockdown und Grenzschließungen keinen Zugriff mehr auf Ihre Lieferanten und laufen leer. Es steht nur noch Originalware zu Verfügung. Durch die geringe Marge in Deutschland wird diese aber kaum bevorratet.

Die Pharmaindustrie setzt in diesem Bereich stark auf Just-in-time-Lieferungen genau wie dieAutoindustrie. Ist der Eurotunnel dicht, liefert BMW keine Bauteile für den Mini nach England.Und britische Pharmafirmen versorgen Europa nicht mit Medikamenten. Vice versa.

Der Lagerplatz moderner Pharmafirmen ist auf den

LKW`s,welche die Ware verteilen.Keine Pharmafirma legt sich einen Jahres-oder Monatsbedarf in ein eigenes Lager, das bindet zuviel Kapital. Capitalism kills.

ACKNOWLEDGEMENT

Für Kritik und Lob schreiben Sie mir unter

sealteam6@web.de.

Für großes Lob schreiben Sie an
Staatskanzelei NRW
40190 Düsseldorf
Bitte das Formular für die Anregung von Orden benutzen.

www.ingramcontent.com/pod-product-compliance
Ingram Content Group UK Ltd.
Pitfield, Milton Keynes, MK11 3LW, UK
UKHW021924190726
13853UKWH00002B/838